Wander Tagebuch

Dieses Wanderbuch gehört:

_____

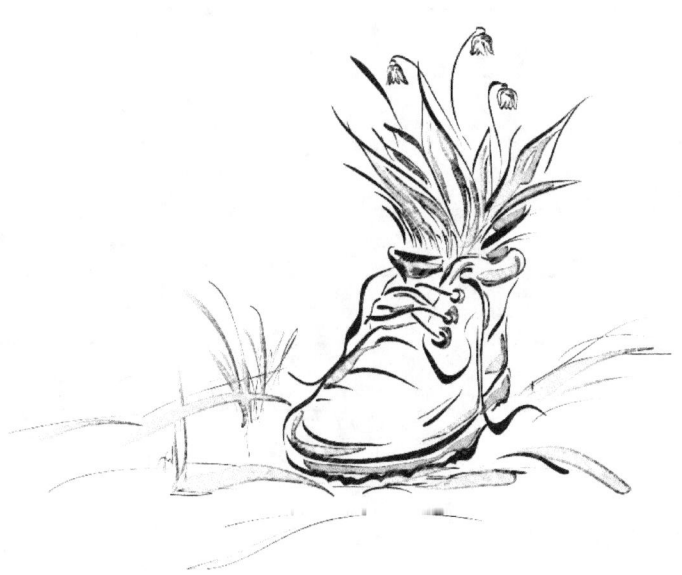

Mein Inhaltsverzeichnis

_____ _____   _____ _____
_____ _____   _____ _____
_____ _____   _____ _____
_____ _____   _____ _____
_____ _____   _____ _____
_____ _____   _____ _____
_____ _____   _____ _____
_____ _____   _____ _____
_____ _____   _____ _____
_____ _____   _____ _____
_____ _____   _____ _____
_____ _____   _____ _____
_____ _____   _____ _____
_____ _____   _____ _____
_____ _____   _____ _____
_____ _____   _____ _____
_____ _____   _____ _____

Mein Inhaltsverzeichnis

Mein Inhaltsverzeichnis

Tour:

Datum: _____

Region: _____   Begleitung: _____

Wetter: ☀ 🌤 ☁ ⛈ 🌧 🌨 💨 〰 🌡

Das war besonders schön: _____

_____

_____

_____

_____

Das hätte besser sein können: _____

_____

_____

Landschaft: ☆☆☆☆☆   Einkehr: ☆☆☆☆☆

Anstrengung: ☆☆☆☆☆   Gesamttour: ☆☆☆☆☆

Etappe:	Start -zeit	End- zeit	Gehzeit
Etappe			
Etappe			

Tour:

Datum: _____

Region: _____   Begleitung: _____

Wetter: ☀ ⛅ ☁ ⛈ 🌧 🌨 🌬 ≋ 🌡

Das war besonders schön: _____

_____

_____

_____

_____

Das hätte besser sein können: _____

_____

_____

Landschaft: ☆ ☆ ☆ ☆ ☆   Einkehr: ☆ ☆ ☆ ☆ ☆

Anstrengung: ☆ ☆ ☆ ☆ ☆   Gesamttour: ☆ ☆ ☆ ☆ ☆

Etappe:	Start-zeit	End-zeit	Gehzeit

Tour:

Datum: _____

Region: _____   Begleitung: _____

Wetter: ☀ ⛅ ☁ ⛈ 🌧 🌨 🌬 ≋ 🌡

Das war besonders schön: _____

_____

_____

_____

_____

Das hätte besser sein können: _____

_____

_____

Landschaft: ☆☆☆☆☆   Einkehr: ☆☆☆☆☆

Anstrengung: ☆☆☆☆☆   Gesamttour: ☆☆☆☆☆

Etappe:	Start-zeit	End-zeit	Gehzeit

Tour:

Datum: _____

Region: _____   Begleitung: _____

Wetter: ☀ ⛅ ☁ 🌦 🌧 🌨 💨 🌫 🌡

Das war besonders schön: _____

_____

_____

_____

_____

Das hätte besser sein können: _____

_____

_____

| Landschaft: | ☆ ☆ ☆ ☆ ☆ | Einkehr: | ☆ ☆ ☆ ☆ ☆ |
| Anstrengung: | ☆ ☆ ☆ ☆ ☆ | Gesamttour: | ☆ ☆ ☆ ☆ ☆ |

Etappe:	Start -zeit	End- zeit	Gehzeit
Start:			
Etappenziel:			

Tour:

Datum: _____

Region: _____   Begleitung: _____

Wetter: ☀ ⛅ ☁ ⛈ 🌧 🌨 💨 ☰ 🌡

Das war besonders schön: _____

_____

_____

_____

_____

Das hätte besser sein können: _____

_____

| Landschaft: | ☆☆☆☆☆ | Einkehr: | ☆☆☆☆☆ |
| Anstrengung: | ☆☆☆☆☆ | Gesamttour: | ☆☆☆☆☆ |

Etappe:	Start -zeit	End- zeit	Gehzeit
Start:			
Etappenziel			

Tour:

Datum: _____

Region: _____   Begleitung: _____

Wetter: ☀️ 🌤️ ☁️ ⛈️ 🌧️ 🌨️ 🌬️ 🌫️ 🌡️

Das war besonders schön: _____

_____

_____

_____

_____

Das hätte besser sein können: _____

_____

_____

Landschaft: ☆☆☆☆☆   Einkehr: ☆☆☆☆☆

Anstrengung: ☆☆☆☆☆   Gesamttour: ☆☆☆☆☆

Etappe:	Start -zeit	End- zeit	Gehzeit
Start:			
Etappenziel			

Tour: _____

Datum: _____

Region: _____   Begleitung: _____

Wetter: ☀️ 🌤️ ☁️ ⛈️ 🌧️ 🌨️ 💨 〰️ 🌡️

Das war besonders schön: _____

_____

_____

_____

_____

Das hätte besser sein können: _____

_____

_____

Landschaft: ☆ ☆ ☆ ☆ ☆   Einkehr: ☆ ☆ ☆ ☆ ☆

Anstrengung: ☆ ☆ ☆ ☆ ☆   Gesamttour: ☆ ☆ ☆ ☆ ☆

Etappe:	Start-zeit	End-zeit	Gehzeit
Start:			
Etappenziel			

Tour:

Datum: _____

Region: _____   Begleitung: _____

Wetter: ☀️ 🌤️ ☁️ ⛈️ 🌧️ 🌨️ 🌬️ 〰️ 🌡️

Das war besonders schön: _____

_____

_____

_____

_____

_____

Das hätte besser sein können: _____

_____

_____

Landschaft: ☆☆☆☆☆   Einkehr: ☆☆☆☆☆

Anstrengung: ☆☆☆☆☆   Gesamttour: ☆☆☆☆☆

Etappe:	Start -zeit	End- zeit	Gehzeit
Start:			
Etappenziel:			

Tour:

Datum: _____

Region: _____   Begleitung: _____

Wetter: ☀ ⛅ ☁ ⛈ 🌧 🌨 💨 🌫 🌡

Das war besonders schön: _____

_____

_____

_____

_____

Das hätte besser sein können: _____

_____

Landschaft: ☆☆☆☆☆   Einkehr: ☆☆☆☆☆

Anstrengung: ☆☆☆☆☆   Gesamttour: ☆☆☆☆☆

Etappe:	Start-zeit	End-zeit	Gehzeit
Start:			
Etappenziel:			

Tour:

Datum: _____

Region: _____ Begleitung: _____

Wetter: ☀️ 🌤️ ☁️ ⛈️ 🌧️ 🌨️ 🌬️ 〰️ 🌡️

Das war besonders schön: _____

_____

_____

_____

_____

Das hätte besser sein können: _____

_____

_____

Landschaft: ☆☆☆☆☆   Einkehr: ☆☆☆☆☆

Anstrengung: ☆☆☆☆☆   Gesamttour: ☆☆☆☆☆

Etappe:	Start -zeit	End- zeit	Gehzeit
Start:			
Etappenziel:			

Tour:

Datum: _____

Region: _____   Begleitung: _____

Wetter: ☀️ 🌤️ ☁️ ⛈️ 🌧️ 🌨️ 🌬️ 🌫️ 🌡️

Das war besonders schön:

_____

_____

_____

_____

_____

Das hätte besser sein können: _____

_____

_____

Landschaft: ☆ ☆ ☆ ☆ ☆   Einkehr: ☆ ☆ ☆ ☆ ☆

Anstrengung: ☆ ☆ ☆ ☆ ☆   Gesamttour: ☆ ☆ ☆ ☆ ☆

Etappe:	Start -zeit	End- zeit	Gehzeit

Tour:

Datum: _____

Region: _____   Begleitung: _____

Wetter: ☀ ⛅ ☁ ⛈ 🌧 🌨 💨 〰 🌡

Das war besonders schön: _____

_____

_____

_____

_____

Das hätte besser sein können: _____

_____

_____

Landschaft: ☆ ☆ ☆ ☆ ☆   Einkehr: ☆ ☆ ☆ ☆ ☆

Anstrengung: ☆ ☆ ☆ ☆ ☆   Gesamttour: ☆ ☆ ☆ ☆ ☆

Etappe:	Start -zeit	End- zeit	Gehzeit

Tour: _____

Datum: _____

Region: _____   Begleitung: _____

Wetter: ☀ ⛅ ☁ ⛈ 🌧 🌨 🌬 〰 🌡

Das war besonders schön: _____

_____

_____

_____

_____

Das hätte besser sein können: _____

_____

_____

Landschaft: ☆ ☆ ☆ ☆ ☆   Einkehr: ☆ ☆ ☆ ☆ ☆

Anstrengung: ☆ ☆ ☆ ☆ ☆   Gesamttour: ☆ ☆ ☆ ☆ ☆

Etappe:	Start -zeit	End- zeit	Gehzeit

Tour:

Datum: _____

Region: _____   Begleitung: _____

Wetter: ☀️ ⛅ ☁️ ⛈️ 🌧️ 🌨️ 🌬️ 〰️ 🌡️

Das war besonders schön: _____

_____

_____

_____

_____

Das hätte besser sein können: _____

_____

_____

Landschaft: ☆☆☆☆☆   Einkehr: ☆☆☆☆☆

Anstrengung: ☆☆☆☆☆   Gesamttour: ☆☆☆☆☆

Etappe:	Start-zeit	End-zeit	Gehzeit
Start:			
Etappenziel:			

Tour:

Datum: _____

Region: _____   Begleitung: _____

Wetter: ☀ ⛅ ☁ ⛈ 🌧 🌨 🌬 〰 🌡

Das war besonders schön: _____

_____

_____

_____

_____

Das hätte besser sein können: _____

_____

_____

Landschaft: ☆ ☆ ☆ ☆ ☆   Einkehr: ☆ ☆ ☆ ☆ ☆

Anstrengung: ☆ ☆ ☆ ☆ ☆   Gesamttour: ☆ ☆ ☆ ☆ ☆

Etappe:	Start -zeit	End- zeit	Gehzeit
Start			
Etappenziel			

Tour: _____

Datum: _____

Region: _____   Begleitung: _____

Wetter: ☀️ 🌤️ ☁️ ⛈️ 🌧️ 🌨️ 🌬️ 〰️ 🌡️

Das war besonders schön: _____

_____

_____

_____

_____

Das hätte besser sein können: _____

_____

_____

Landschaft: ☆☆☆☆☆   Einkehr: ☆☆☆☆☆

Anstrengung: ☆☆☆☆☆   Gesamttour: ☆☆☆☆☆

Etappe:	Start -zeit	End- zeit	Gehzeit
Start:			
Etappenziel:			

Tour:

Datum: _____

Region: _____   Begleitung: _____

Wetter: ☀ ⛅ ☁ ⛈ 🌧 🌨 🌬 ≋ 🌡

Das war besonders schön: _____

_____

_____

_____

_____

Das hätte besser sein können: _____

_____

_____

Landschaft: ☆☆☆☆☆   Einkehr: ☆☆☆☆☆

Anstrengung: ☆☆☆☆☆   Gesamttour: ☆☆☆☆☆

Etappe:	Start -zeit	End- zeit	Gehzeit
Start:			
Etappenziel:			

Tour:

Datum: _____

Region: _____   Begleitung: _____

Wetter: ☀️ 🌤️ ☁️ ⛈️ 🌧️ 🌨️ 💨 ≡ 🌡️

Das war besonders schön:

_____

_____

_____

_____

_____

Das hätte besser sein können:

_____

_____

Landschaft: ☆☆☆☆☆   Einkehr: ☆☆☆☆☆

Anstrengung: ☆☆☆☆☆   Gesamttour: ☆☆☆☆☆

Etappe:	Start -zeit	End- zeit	Gehzeit
Start:			
Endpunkt:			

Tour:

Datum: _____

Region: _____   Begleitung: _____

Wetter: ☀️ 🌤️ ☁️ ⛈️ 🌧️ 🌨️ 🌬️ 〰️ 🌡️

Das war besonders schön: _____

_____

_____

_____

_____

Das hätte besser sein können: _____

_____

_____

Landschaft: ☆☆☆☆☆   Einkehr: ☆☆☆☆☆
Anstrengung: ☆☆☆☆☆   Gesamttour: ☆☆☆☆☆

Etappe:	Start -zeit	End- zeit	Gehzeit
Start:			

Tour: _____

Datum: _____

Region: _____ Begleitung: _____

Wetter: ☀ 🌤 ☁ 🌦 🌧 🌨 🌬 〰 🌡

Das war besonders schön: _____

_____

_____

_____

_____

_____

Das hätte besser sein können: _____

_____

_____

Landschaft: ☆☆☆☆☆   Einkehr: ☆☆☆☆☆

Anstrengung: ☆☆☆☆☆   Gesamttour: ☆☆☆☆☆

Etappe:	Start -zeit	End- zeit	Gehzeit

Tour:

Datum: _____

Region: _____   Begleitung: _____

Wetter: ☀️ 🌤️ ☁️ ⛈️ 🌧️ 🌨️ 🌬️ 〰️ 🌡️

Das war besonders schön: _____

_____

_____

_____

_____

Das hätte besser sein können: _____

_____

_____

Landschaft: ☆ ☆ ☆ ☆ ☆   Einkehr: ☆ ☆ ☆ ☆ ☆

Anstrengung: ☆ ☆ ☆ ☆ ☆   Gesamttour: ☆ ☆ ☆ ☆ ☆

Etappe:	Start-zeit	End-zeit	Gehzeit
Start:			
Etappenziel:			

Tour:

Datum: _____

Region: _____   Begleitung: _____

Wetter: ☀️ 🌤️ ☁️ ⛈️ 🌧️ 🌨️ 🌬️ 〰️ 🌡️

Das war besonders schön: _____

_____

_____

_____

_____

_____

Das hätte besser sein können: _____

_____

_____

| Landschaft: | ☆ ☆ ☆ ☆ ☆ | Einkehr: | ☆ ☆ ☆ ☆ ☆ |
| Anstrengung: | ☆ ☆ ☆ ☆ ☆ | Gesamttour: | ☆ ☆ ☆ ☆ ☆ |

Etappe:	Start -zeit	End- zeit	Gehzeit
Start:			
Etappenziel:			

44

Tour:

Datum: _____

Region: _____   Begleitung: _____

Wetter: ☀ ⛅ ☁ ⛈ 🌧 🌨 🌬 ≋ 🌡

Das war besonders schön: _____

_____

_____

_____

_____

_____

Das hätte besser sein können: _____

_____

_____

Landschaft: ☆☆☆☆☆   Einkehr: ☆☆☆☆☆

Anstrengung: ☆☆☆☆☆   Gesamttour: ☆☆☆☆☆

Etappe:	Start -zeit	End- zeit	Gehzeit

Tour:

Datum: _____

Region: _____   Begleitung: _____

Wetter: ☀ 🌤 ☁ ⛈ 🌧 🌨 💨 🌡

Das war besonders schön:

_____

_____

_____

_____

Das hätte besser sein können:

_____

_____

Landschaft: ☆☆☆☆☆   Einkehr: ☆☆☆☆☆

Anstrengung: ☆☆☆☆☆   Gesamttour: ☆☆☆☆☆

Etappe:	Start-zeit	End-zeit	Gehzeit

Tour:

Datum: _____

Region: _____   Begleitung: _____

Wetter: ☀ ⛅ ☁ 🌦 🌧 🌨 🌬 ≡ 🌡

Das war besonders schön:

_____

_____

_____

_____

_____

Das hätte besser sein können: _____

_____

_____

Landschaft: ☆ ☆ ☆ ☆ ☆   Einkehr: ☆ ☆ ☆ ☆ ☆

Anstrengung: ☆ ☆ ☆ ☆ ☆   Gesamttour: ☆ ☆ ☆ ☆ ☆

Etappe:	Start -zeit	End- zeit	Gehzeit
Start:			
Etappenziel:			

Tour:

Datum: _____

Region: _____   Begleitung: _____

Wetter: ☀️ ⛅ ☁️ ⛈️ 🌧️ 🌨️ 🌬️ 🌫️ 🌡️

Das war besonders schön: _____

_____

_____

_____

_____

Das hätte besser sein können: _____

_____

_____

Landschaft: ☆☆☆☆☆   Einkehr: ☆☆☆☆☆

Anstrengung: ☆☆☆☆☆   Gesamttour: ☆☆☆☆☆

Etappe:	Start -zeit	End- zeit	Gehzeit

Tour:

Datum: _____

Region: _____   Begleitung: _____

Wetter: ☀ 🌤 ☁ ⛈ 🌧 🌨 💨 ≈ 🌡

Das war besonders schön: _____

_____

_____

_____

_____

Das hätte besser sein können: _____

_____

_____

Landschaft: ☆ ☆ ☆ ☆ ☆   Einkehr: ☆ ☆ ☆ ☆ ☆

Anstrengung: ☆ ☆ ☆ ☆ ☆   Gesamttour: ☆ ☆ ☆ ☆ ☆

Etappe:	Start -zeit	End- zeit	Gehzeit

Tour:

Datum: _____

Region: _____   Begleitung: _____

Wetter: ☀ 🌤 ☁ ⛈ 🌧 🌨 💨 ≡ 🌡

Das war besonders schön: _____

_____

_____

_____

_____

Das hätte besser sein können: _____

_____

Landschaft: ☆☆☆☆☆   Einkehr: ☆☆☆☆☆

Anstrengung: ☆☆☆☆☆   Gesamttour: ☆☆☆☆☆

Etappe:	Start -zeit	End- zeit	Gehzeit
Start:			
Etappenziel:			

Tour:

Datum: _____

Region: _____   Begleitung: _____

Wetter: ☀️ 🌤️ ☁️ ⛈️ 🌧️ 🌨️ 🌬️ 🌫️ 🌡️

Das war besonders schön: _____

_____

_____

_____

_____

Das hätte besser sein können: _____

_____

_____

Landschaft: ☆ ☆ ☆ ☆ ☆   Einkehr: ☆ ☆ ☆ ☆ ☆

Anstrengung: ☆ ☆ ☆ ☆ ☆   Gesamttour: ☆ ☆ ☆ ☆ ☆

Etappe:	Start -zeit	End- zeit	Gehzeit

Tour:

Datum: _____

Region: _____   Begleitung: _____

Wetter: ☀️ 🌤️ ☁️ ⛈️ 🌧️ 🌨️ 🌬️ 🌫️ 🌡️

Das war besonders schön: _____

_____

_____

_____

_____

Das hätte besser sein können: _____

_____

_____

Landschaft: ☆ ☆ ☆ ☆ ☆   Einkehr: ☆ ☆ ☆ ☆ ☆

Anstrengung: ☆ ☆ ☆ ☆ ☆   Gesamttour: ☆ ☆ ☆ ☆ ☆

Etappe:	Start -zeit	End- zeit	Gehzeit
Start:			

Tour:

Datum: _____

Region: _____   Begleitung: _____

Wetter: ☀️ ⛅ ☁️ ⛈️ 🌧️ 🌨️ 🌬️ 〰️ 🌡️

Das war besonders schön: _____

_____

_____

_____

_____

Das hätte besser sein können: _____

_____

_____

Landschaft: ☆ ☆ ☆ ☆ ☆   Einkehr: ☆ ☆ ☆ ☆ ☆

Anstrengung: ☆ ☆ ☆ ☆ ☆   Gesamttour: ☆ ☆ ☆ ☆ ☆

Etappe:	Start -zeit	End- zeit	Gehzeit

Tour:

Datum: _____

Region: _____   Begleitung: _____

Wetter: ☀ ⛅ ☁ ⛈ 🌧 🌨 💨 〜 🌡

Das war besonders schön: _____

_____

_____

_____

_____

Das hätte besser sein können: _____

_____

_____

Landschaft: ☆ ☆ ☆ ☆ ☆   Einkehr: ☆ ☆ ☆ ☆ ☆

Anstrengung: ☆ ☆ ☆ ☆ ☆   Gesamttour: ☆ ☆ ☆ ☆ ☆

Etappe:	Start -zeit	End- zeit	Gehzeit

Tour:

Datum: _____

Region: _____   Begleitung: _____

Wetter: ☀ ⛅ ☁ ⛈ 🌧 🌨 💨 〰 🌡

Das war besonders schön:

_____

_____

_____

_____

_____

Das hätte besser sein können:

_____

_____

_____

Landschaft: ☆ ☆ ☆ ☆ ☆   Einkehr: ☆ ☆ ☆ ☆ ☆

Anstrengung: ☆ ☆ ☆ ☆ ☆   Gesamttour: ☆ ☆ ☆ ☆ ☆

Etappe:	Start-zeit	End-zeit	Gehzeit
Start			

Tour:

Datum: _____

Region: _____   Begleitung: _____

Wetter: ☀ ⛅ ☁ ⛈ 🌧 🌨 💨 ≡ 🌡

Das war besonders schön: _____

_____

_____

_____

_____

Das hätte besser sein können: _____

_____

| Landschaft: | ☆☆☆☆☆ | Einkehr: | ☆☆☆☆☆ |
| Anstrengung: | ☆☆☆☆☆ | Gesamttour: | ☆☆☆☆☆ |

Etappe:	Start-zeit	End-zeit	Gehzeit

Tour:

Datum: _____

Region: _____   Begleitung: _____

Wetter: ☀ 🌤 ☁ ⛈ 🌧 🌨 💨 🌫 🌡

Das war besonders schön: _____

_____

_____

_____

_____

Das hätte besser sein können: _____

_____

Landschaft: ☆☆☆☆☆   Einkehr: ☆☆☆☆☆

Anstrengung: ☆☆☆☆☆   Gesamttour: ☆☆☆☆☆

Etappe:	Start -zeit	End- zeit	Gehzeit

Tour:

Datum: _____

Region: _____   Begleitung: _____

Wetter: ☀ 🌤 ☁ ⛈ 🌧 🌨 💨 🌫 🌡

Das war besonders schön:

_____

_____

_____

_____

_____

Das hätte besser sein können:

_____

_____

_____

Landschaft: ☆☆☆☆☆   Einkehr: ☆☆☆☆☆

Anstrengung: ☆☆☆☆☆   Gesamttour: ☆☆☆☆☆

Etappe:	Start-zeit	End-zeit	Gehzeit

Tour:

Datum: _____

Region: _____   Begleitung: _____

Wetter: ☀ ⛅ ☁ 🌦 ☁ 🌨 💨 〰 🌡

Das war besonders schön: _____

_____

_____

_____

_____

Das hätte besser sein können: _____

_____

_____

Landschaft: ☆ ☆ ☆ ☆ ☆   Einkehr: ☆ ☆ ☆ ☆ ☆

Anstrengung: ☆ ☆ ☆ ☆ ☆   Gesamttour: ☆ ☆ ☆ ☆ ☆

Etappe:	Start-zeit	End-zeit	Gehzeit
Start:			
Etappenziel:			

Tour:

Datum: _____

Region: _____   Begleitung: _____

Wetter: ☀ 🌤 ☁ ⛈ 🌧 🌨 💨 ≡ 🌡

Das war besonders schön: _____

_____

_____

_____

_____

_____

Das hätte besser sein können: _____

_____

_____

Landschaft: ☆☆☆☆☆   Einkehr: ☆☆☆☆☆

Anstrengung: ☆☆☆☆☆   Gesamttour: ☆☆☆☆☆

Etappe:	Start -zeit	End- zeit	Gehzeit

Tour:

Datum: _____

Region: _____   Begleitung: _____

Wetter: ☀ ⛅ ☁ ⛈ 🌧 🌨 🌬 〰 🌡

Das war besonders schön: _____

_____

_____

_____

_____

Das hätte besser sein können: _____

_____

_____

Landschaft: ☆ ☆ ☆ ☆ ☆   Einkehr: ☆ ☆ ☆ ☆ ☆

Anstrengung: ☆ ☆ ☆ ☆ ☆   Gesamttour: ☆ ☆ ☆ ☆ ☆

Etappe:	Start-zeit	End-zeit	Gehzeit
Start			
Etappenziel			

78

Tour:

Datum: _____

Region: _____   Begleitung: _____

Wetter: ☀ ⛅ ☁ ⛈ 🌧 🌨 💨 ≡ 🌡

Das war besonders schön: _____

_____

_____

_____

_____

Das hätte besser sein können: _____

_____

_____

Landschaft: ☆ ☆ ☆ ☆ ☆   Einkehr: ☆ ☆ ☆ ☆ ☆

Anstrengung: ☆ ☆ ☆ ☆ ☆   Gesamttour: ☆ ☆ ☆ ☆ ☆

Etappe:	Start -zeit	End- zeit	Gehzeit

Tour: _____

Datum: _____

Region: _____ Begleitung: _____

Wetter: ☀ ⛅ ☁ ⛈ 🌧 🌨 🌬 ≡ 🌡

Das war besonders schön: _____

_____

_____

_____

_____

_____

Das hätte besser sein können: _____

_____

_____

| Landschaft: | ☆ ☆ ☆ ☆ ☆ | Einkehr: | ☆ ☆ ☆ ☆ ☆ |
| Anstrengung: | ☆ ☆ ☆ ☆ ☆ | Gesamttour: | ☆ ☆ ☆ ☆ ☆ |

Etappe:	Start-zeit	End-zeit	Gehzeit

Tour:

Datum: _____

Region: _____   Begleitung: _____

Wetter: ☀ ⛅ ☁ ⛈ 🌧 🌨 💨 🌫 🌡

Das war besonders schön:

_____

_____

_____

_____

_____

Das hätte besser sein können: _____

_____

_____

Landschaft: ☆ ☆ ☆ ☆ ☆   Einkehr: ☆ ☆ ☆ ☆ ☆

Anstrengung: ☆ ☆ ☆ ☆ ☆   Gesamttour: ☆ ☆ ☆ ☆ ☆

Etappe:	Start-zeit	End-zeit	Gehzeit

Tour: _____

Datum: _____

Region: _____   Begleitung: _____

Wetter: ☀ 🌤 ☁ 🌦 🌧 🌨 💨 〰 🌡

Das war besonders schön: _____

_____

_____

_____

_____

Das hätte besser sein können: _____

_____

Landschaft: ☆☆☆☆☆   Einkehr: ☆☆☆☆☆

Anstrengung: ☆☆☆☆☆   Gesamttour: ☆☆☆☆☆

Etappe:	Start-zeit	End-zeit	Gehzeit
Start:			
Etappenziel:			

Tour:

Datum: _____

Region: _____   Begleitung: _____

Wetter: ☀ ⛅ ☁ 🌦 🌧 🌨 💨 〰 🌡

Das war besonders schön: _____

_____

_____

_____

_____

Das hätte besser sein können: _____

_____

_____

Landschaft: ☆☆☆☆☆   Einkehr: ☆☆☆☆☆

Anstrengung: ☆☆☆☆☆   Gesamttour: ☆☆☆☆☆

Etappe:	Start-zeit	End-zeit	Gehzeit

Tour:

Datum: _____

Region: _____   Begleitung: _____

Wetter: ☀ ⛅ ☁ ⛈ 🌧 🌨 🌬 🌫 🌡

Das war besonders schön: _____

_____

_____

_____

_____

Das hätte besser sein können: _____

_____

_____

Landschaft: ☆☆☆☆☆   Einkehr: ☆☆☆☆☆

Anstrengung: ☆☆☆☆☆   Gesamttour: ☆☆☆☆☆

Etappe:	Start-zeit	End-zeit	Gehzeit

Tour:

Datum: _____

Region: _____   Begleitung: _____

Wetter: ☀ ⛅ ☁ ⛈ 🌧 🌨 💨 🌫 🌡

Das war besonders schön: _____

_____

_____

_____

_____

Das hätte besser sein können: _____

_____

_____

Landschaft: ☆☆☆☆☆   Einkehr: ☆☆☆☆☆

Anstrengung: ☆☆☆☆☆   Gesamttour: ☆☆☆☆☆

Etappe:	Start -zeit	End- zeit	Gehzeit
Start:			

Tour:

Datum: _____

Region: _____   Begleitung: _____

Wetter: ☀️ 🌤️ ☁️ 🌦️ 🌧️ 🌨️ 💨 🌫️ 🌡️

Das war besonders schön: _____

_____

_____

_____

_____

Das hätte besser sein können: _____

_____

_____

Landschaft: ☆☆☆☆☆   Einkehr: ☆☆☆☆☆

Anstrengung: ☆☆☆☆☆   Gesamttour: ☆☆☆☆☆

Etappe:	Start -zeit	End- zeit	Gehzeit

Tour:

Datum: _____

Region: _____   Begleitung: _____

Wetter: ☀ ⛅ ☁ ⛈ 🌧 🌨 🌬 ≈ 🌡

Das war besonders schön: _____

_____

_____

_____

_____

Das hätte besser sein können: _____

_____

_____

Landschaft: ☆ ☆ ☆ ☆ ☆   Einkehr: ☆ ☆ ☆ ☆ ☆

Anstrengung: ☆ ☆ ☆ ☆ ☆   Gesamttour: ☆ ☆ ☆ ☆ ☆

Etappe:	Start-zeit	End-zeit	Gehzeit
Start			

Tour:

Datum: _____

Region: _____   Begleitung: _____

Wetter: ☀ ⛅ ☁ ⛈ 🌧 🌨 💨 〰 🌡

Das war besonders schön: _____

_____

_____

_____

_____

Das hätte besser sein können: _____

_____

| Landschaft: | ☆ ☆ ☆ ☆ ☆ | Einkehr: | ☆ ☆ ☆ ☆ ☆ |
| Anstrengung: | ☆ ☆ ☆ ☆ ☆ | Gesamttour: | ☆ ☆ ☆ ☆ ☆ |

Etappe:	Start-zeit	End-zeit	Gehzeit
Start:			
Etappenziel:			

Tour:

Datum: _____

Region: _____   Begleitung: _____

Wetter: ☀️ 🌤️ ☁️ ⛈️ 🌧️ 🌨️ 💨 〰️ 🌡️

Das war besonders schön: _____

_____

_____

_____

_____

Das hätte besser sein können: _____

_____

_____

Landschaft: ☆☆☆☆☆   Einkehr: ☆☆☆☆☆

Anstrengung: ☆☆☆☆☆   Gesamttour: ☆☆☆☆☆

Etappe:	Start-zeit	End-zeit	Gehzeit
Start:			

Tour:

Datum: _____

Region: _____   Begleitung: _____

Wetter: ☀ ⛅ ☁ ⛈ 🌧 🌨 🌬 ≋ 🌡

Das war besonders schön: _____

_____

_____

_____

_____

Das hätte besser sein können: _____

_____

_____

Landschaft: ☆ ☆ ☆ ☆ ☆   Einkehr: ☆ ☆ ☆ ☆ ☆

Anstrengung: ☆ ☆ ☆ ☆ ☆   Gesamttour: ☆ ☆ ☆ ☆ ☆

Etappe:	Start-zeit	End-zeit	Gehzeit
Start:			

Tour:

Datum: _____

Region: _____   Begleitung: _____

Wetter:

Das war besonders schön: _____

_____

_____

_____

Das hätte besser sein können: _____

_____

_____

Landschaft: ☆☆☆☆☆   Einkehr: ☆☆☆☆☆

Anstrengung: ☆☆☆☆☆   Gesamttour: ☆☆☆☆☆

Etappe:	Start -zeit	End- zeit	Gehzeit

Tour:

Datum: _____

Region: _____   Begleitung: _____

Wetter: ☀ 🌤 ☁ 🌦 🌧 🌨 💨 〰 🌡

Das war besonders schön: _____

_____

_____

_____

_____

_____

Das hätte besser sein können: _____

_____

_____

Landschaft: ☆☆☆☆☆   Einkehr: ☆☆☆☆☆

Anstrengung: ☆☆☆☆☆   Gesamttour: ☆☆☆☆☆

Etappe:	Start -zeit	End- zeit	Gehzeit
Start:			
Etappenziel:			

Tour:

Datum: _____

Region: _____   Begleitung: _____

Wetter: ☀️ ⛅ ☁️ ⛈️ 🌧️ 🌨️ 💨 〰️ 🌡️

Das war besonders schön: _____

_____

_____

_____

_____

Das hätte besser sein können: _____

_____

_____

Landschaft: ☆ ☆ ☆ ☆ ☆   Einkehr: ☆ ☆ ☆ ☆ ☆

Anstrengung: ☆ ☆ ☆ ☆ ☆   Gesamttour: ☆ ☆ ☆ ☆ ☆

Etappe:	Start -zeit	End- zeit	Gehzeit

Tour: _____

Datum: _____

Region: _____   Begleitung: _____

Wetter: ☀ ⛅ ☁ ⛈ 🌧 🌨 🌬 〰 🌡

Das war besonders schön: _____

_____

_____

_____

_____

Das hätte besser sein können: _____

_____

_____

| Landschaft: | ☆ ☆ ☆ ☆ ☆ | Einkehr: | ☆ ☆ ☆ ☆ ☆ |
| Anstrengung: | ☆ ☆ ☆ ☆ ☆ | Gesamttour: | ☆ ☆ ☆ ☆ ☆ |

Etappe:	Start-zeit	End-zeit	Gehzeit
Start:			
Gipfelkreuz:			

Tour:

Datum: _____

Region: _____   Begleitung: _____

Wetter: ☀ ⛅ ☁ 🌦 🌧 🌨 💨 🌫 🌡

Das war besonders schön: _____

_____

_____

_____

_____

_____

Das hätte besser sein können: _____

_____

_____

Landschaft: ☆☆☆☆☆   Einkehr: ☆☆☆☆☆

Anstrengung: ☆☆☆☆☆   Gesamttour: ☆☆☆☆☆

Etappe:	Start -zeit	End- zeit	Gehzeit

Ihnen hat dieses Buch gefallen und weitergeholfen?
Dann freue ich mich sehr über eine positive
Bewertung des Buches.

Sie haben einen Verbesserungsvorschlag oder eine
Anregung für ein spezielles Eintragbuch, dass sie
noch vermissen?
Ich freue mich über Ihre Nachricht:
kontakt.nomedia@gmail.com

www.ingramcontent.com/pod-product-compliance
Lightning Source LLC
Chambersburg PA
CBHW060411290526
45791CB00002B/706